현실감각 훈련

계절, 옷차림

지금의 계절과 가장 비슷한 그림을 찾아보세요.

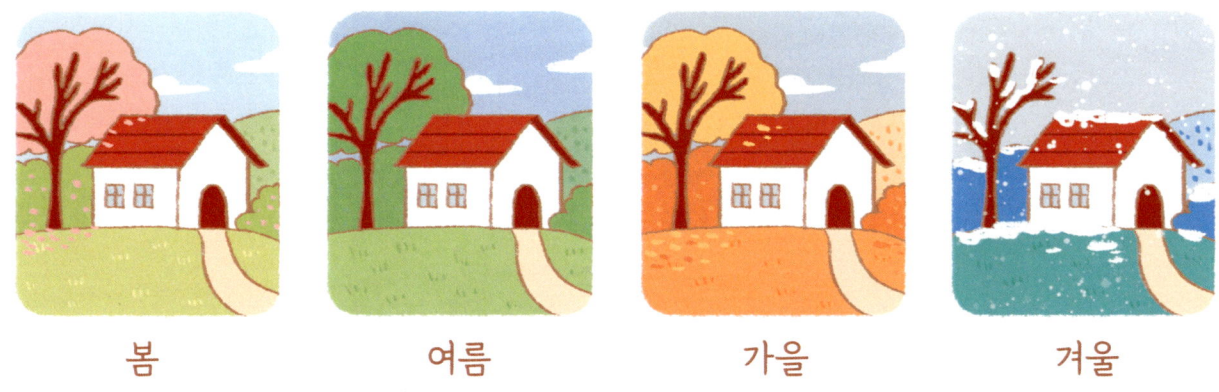

봄   여름   가을   겨울

지금의 계절에 어울리는 물건을 찾아 동그라미 해보세요.

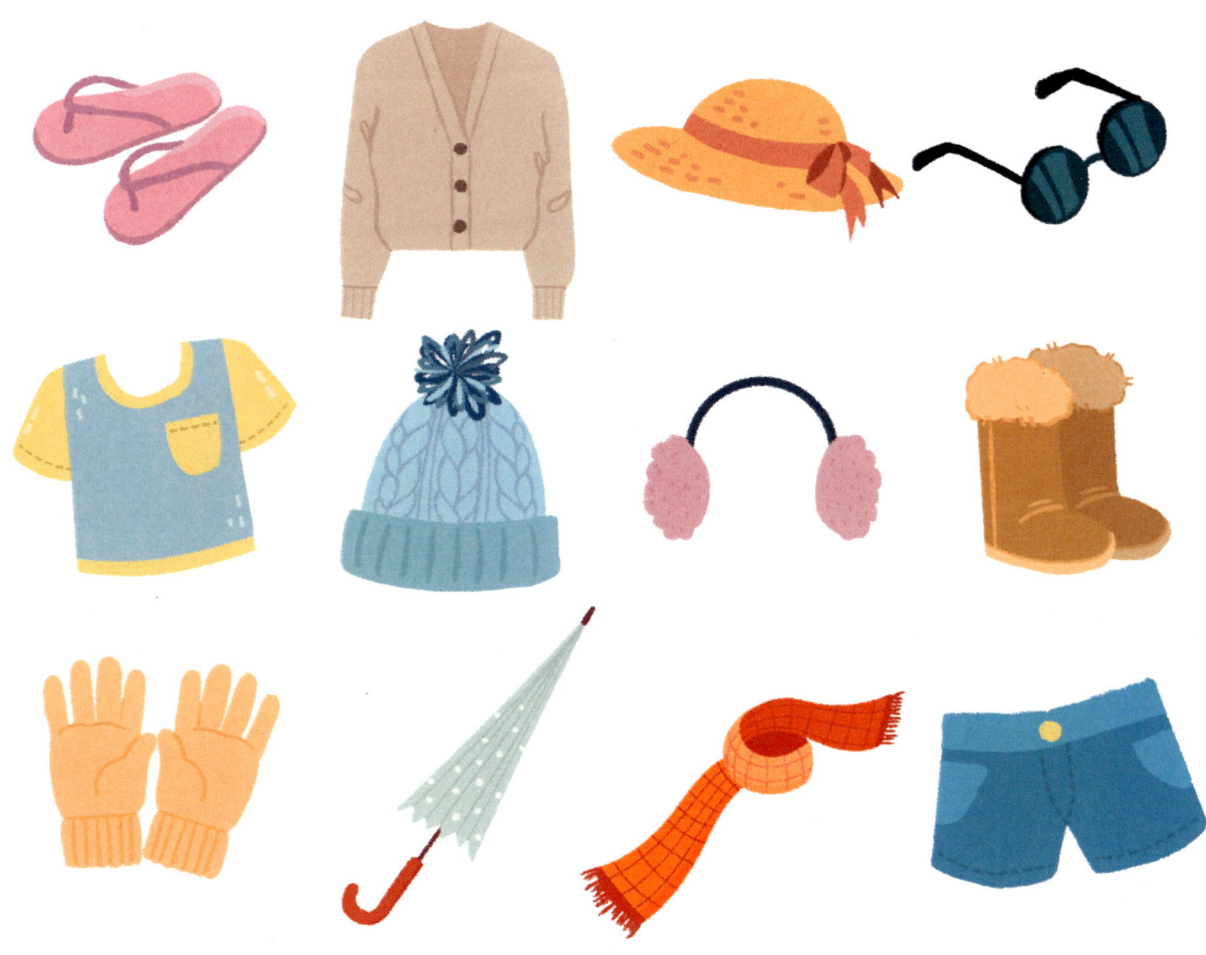

동물의 이름

빈칸에 알맞은 글자를 써넣어, 동물의 이름을 완성해 보세요.

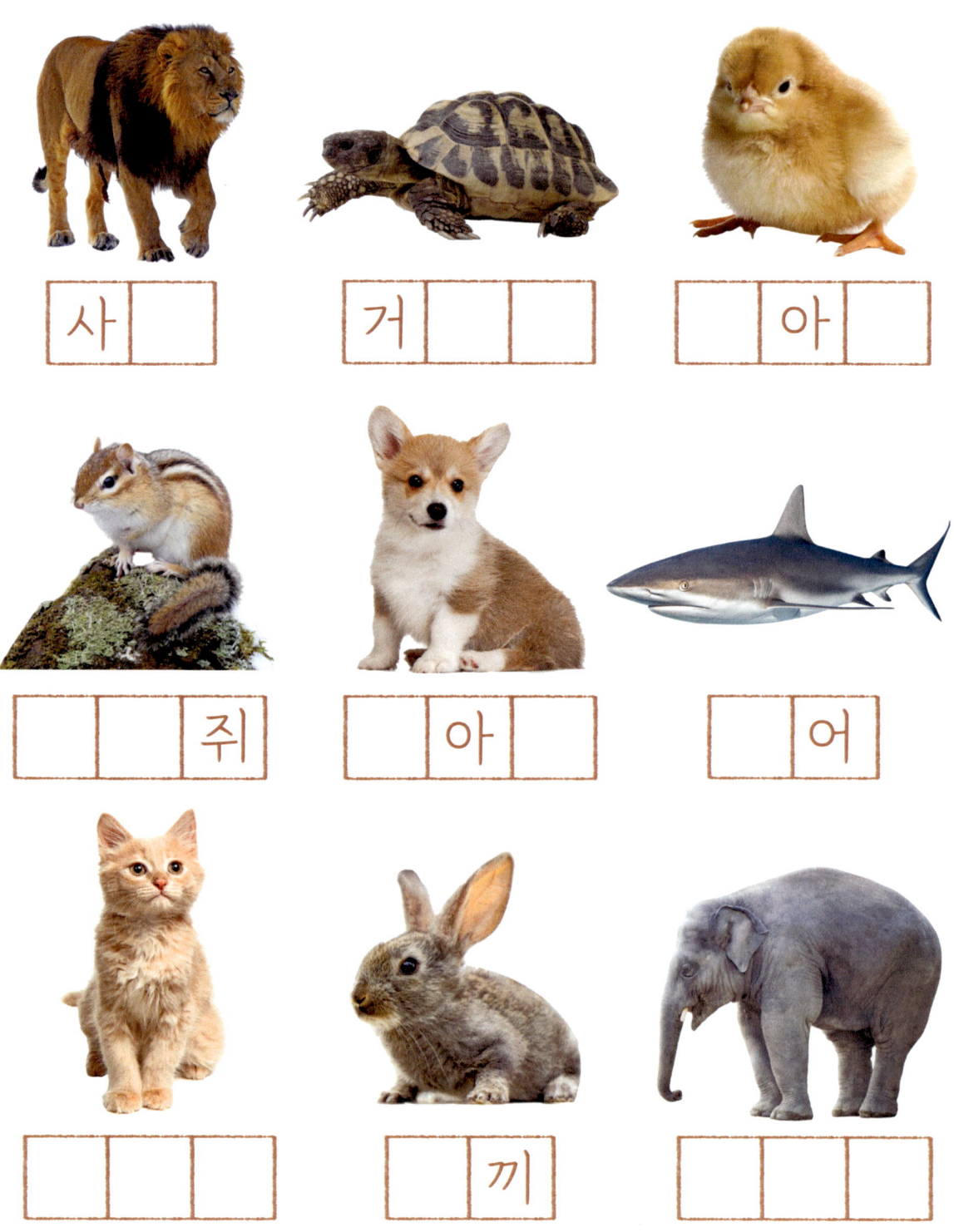

시계 찾기

시간을 보고 옳은 시간을 가리키고 있는 시계를 찾아 동그라미 해보세요.

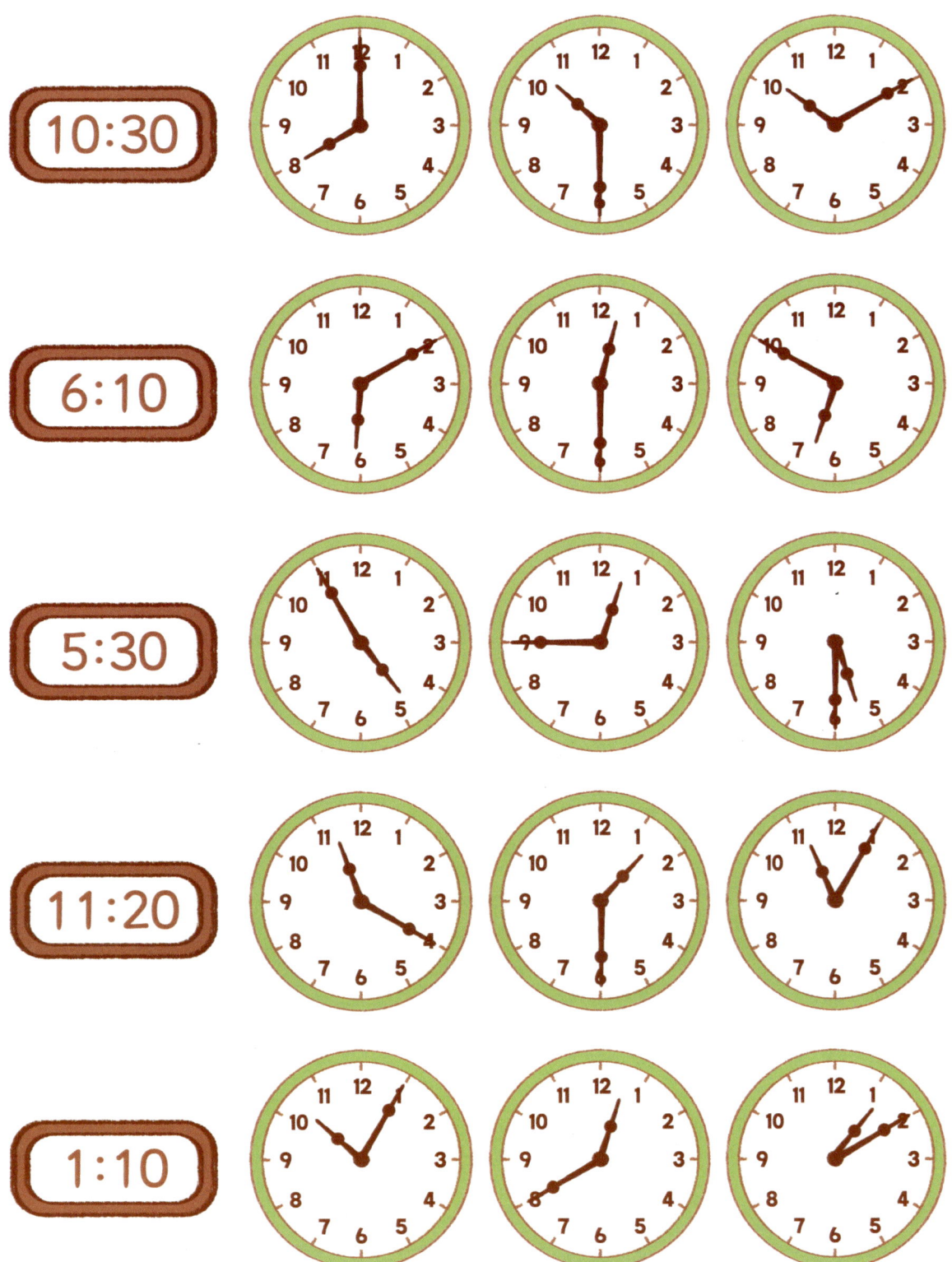

같은 자리 같은 모양

왼쪽 그림을 보고 오른쪽에 똑같이 따라 그려 보세요.

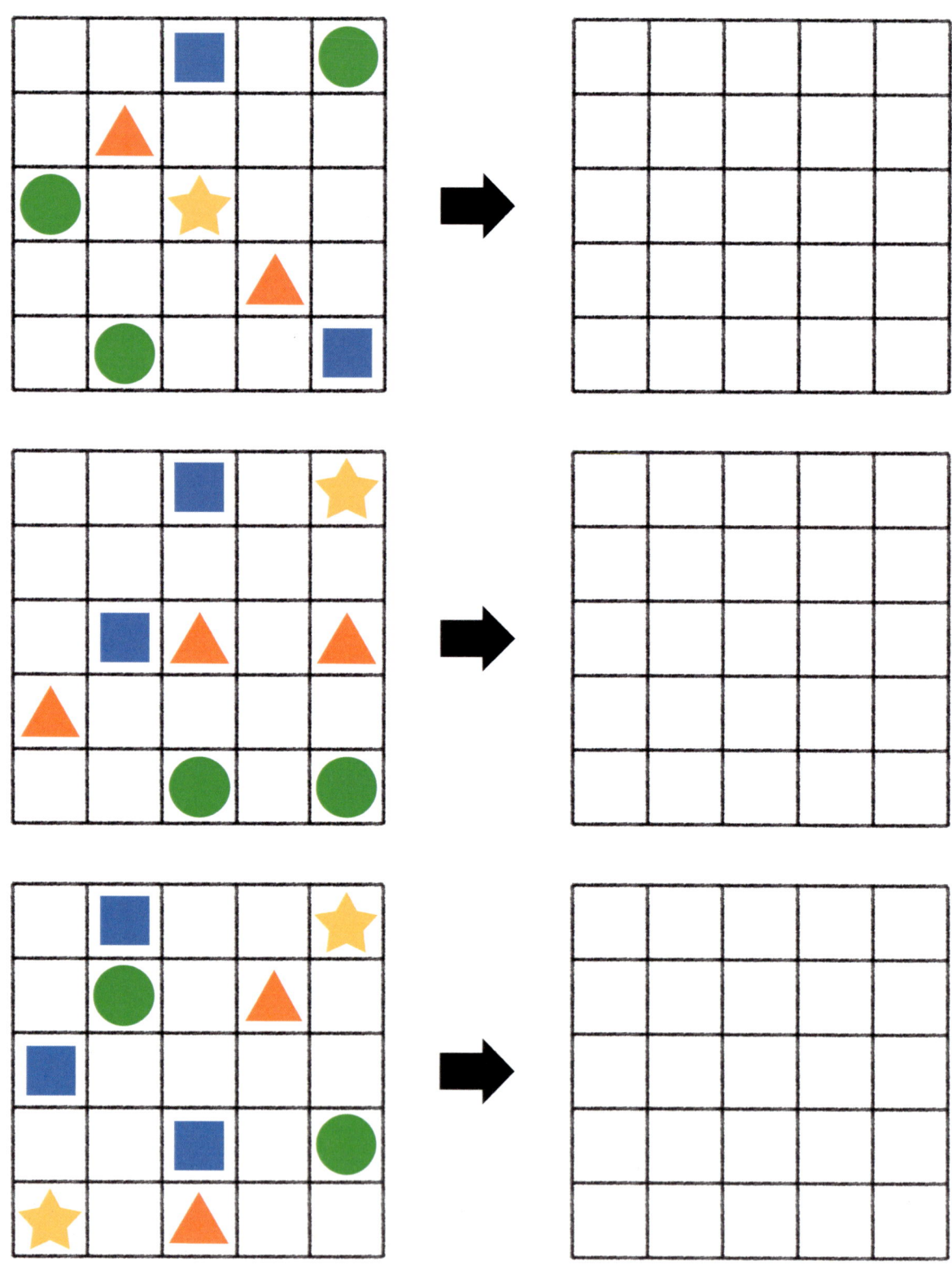

연관이 있는 사진

연관이 있는 사진끼리 선으로 연결해 보세요

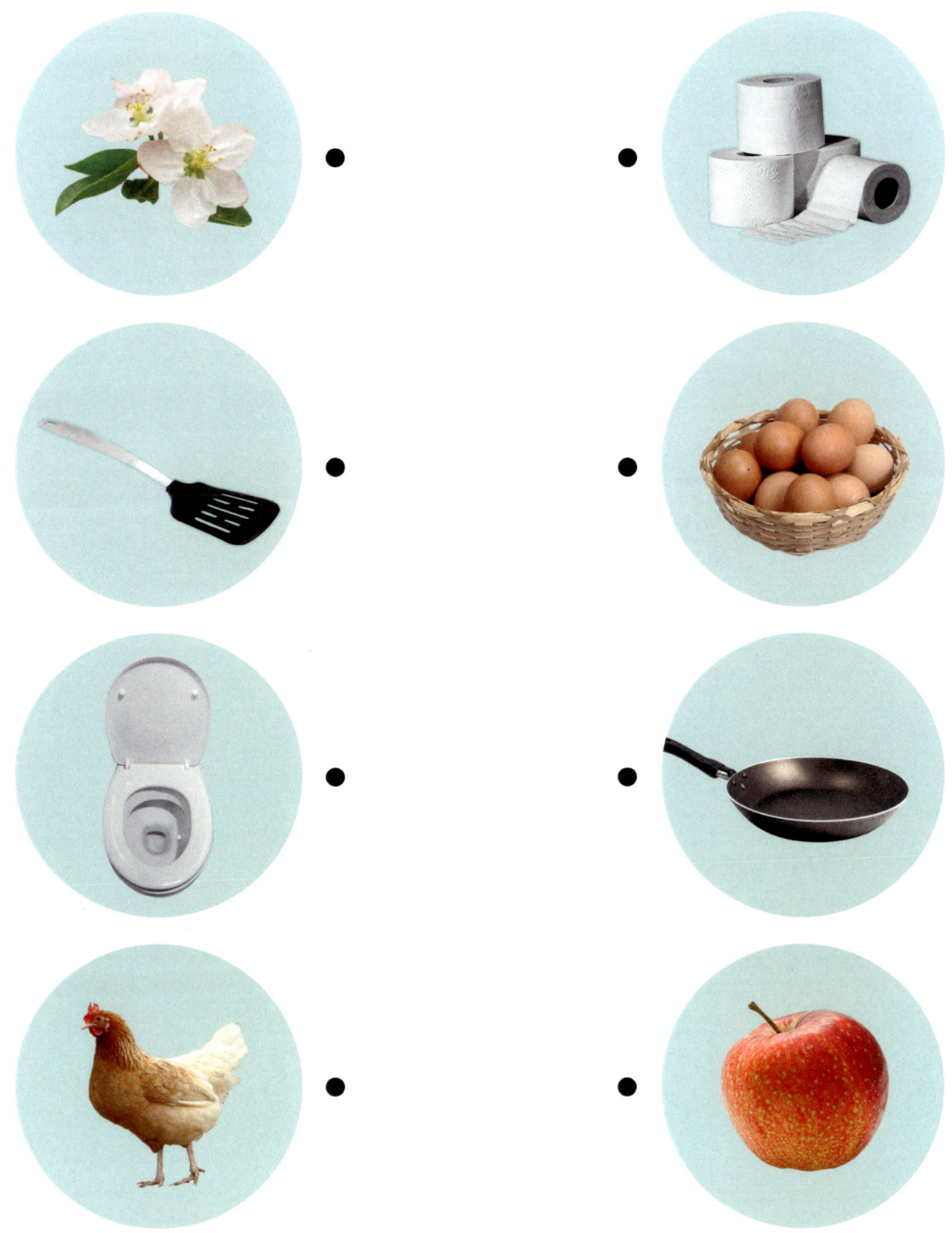

숫자 쓰기

〈보기〉의 그림을 참고하여 빈칸에 숫자를 써보세요.

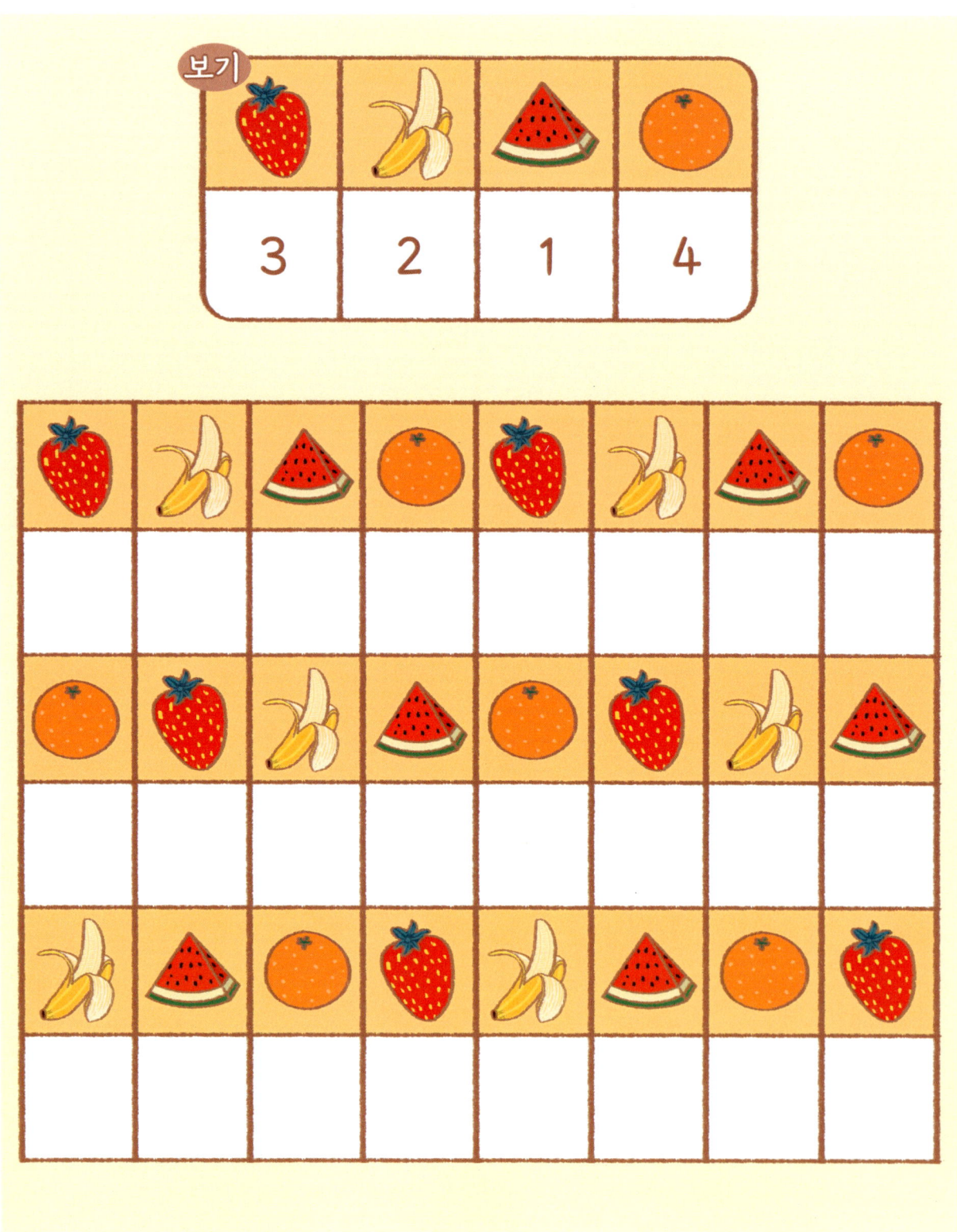

기억력 훈련　　　　　　　　　　　　　　　　년　월　일　요일

남편 찾기 1

할머니의 남편 특징을 잘 기억하고, 다음 장으로 넘어가세요.

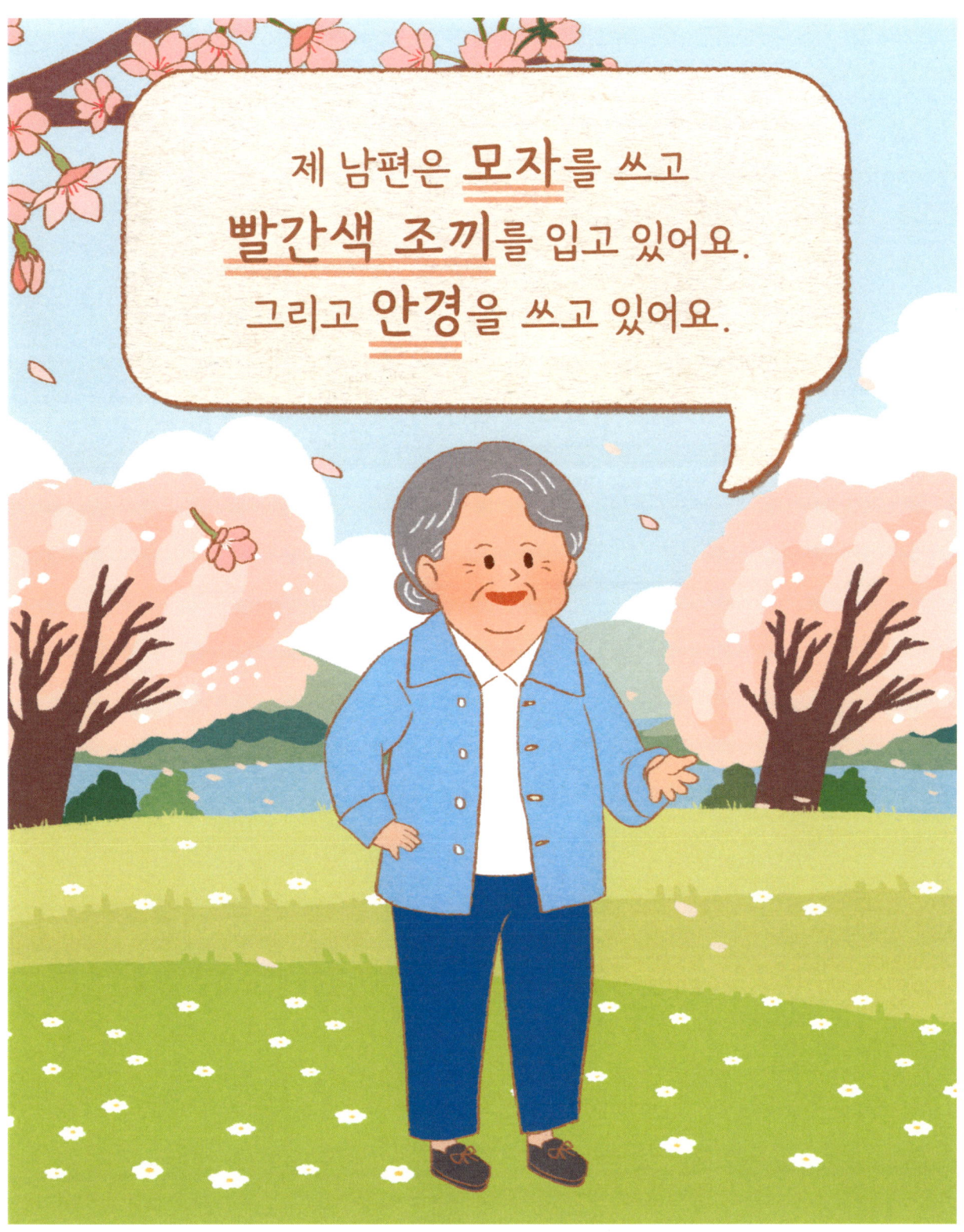

| 기억력 훈련 | 년 월 일 요일 |

남편 찾기 2

앞 장을 잘 기억해 보고, 특징과 일치하는 사람을 찾아 동그라미 해보세요.

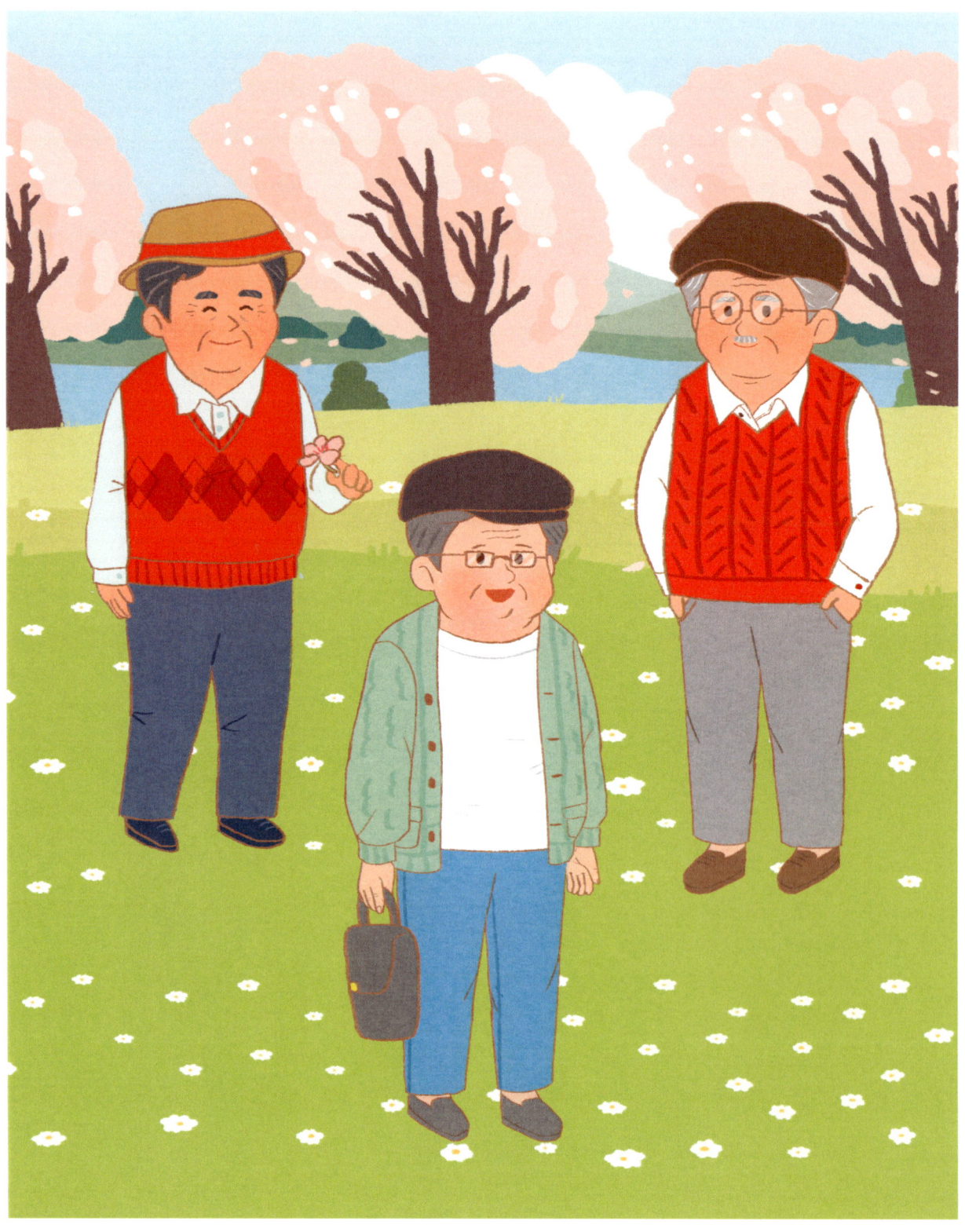

나라, 고향, 여행

내가 태어난 나라의 이름을 적어보세요.

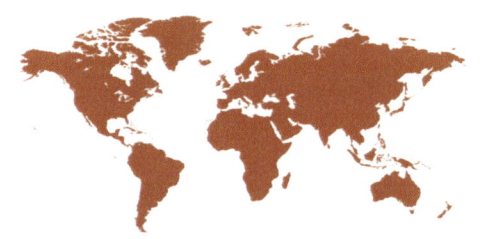

답변: _____

어렸을 적에 살았던 고향을 적어보세요.

_____

_____

여행을 가보았던 장소를 모두 동그라미하고, 여행 갔었던 기억을 적어보세요.

 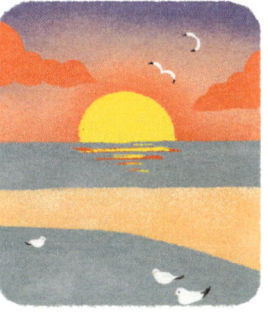 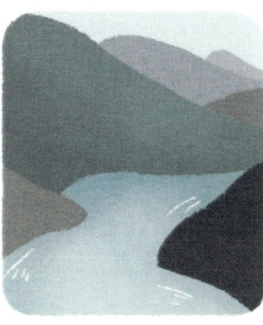 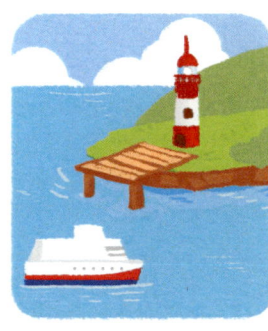

산   바다   강   섬

_____

_____

언어력 훈련

단어 만들기

〈보기〉에 있는 글자를 조합하여 2음절 단어를 5개 만들어 보세요.

〈보기〉

산 차
감 분 비
지 물 동
나 사
식 도 역
가 정 우

〈예시〉

| 가 | 정 |

간식 사기

같은 금액을 찾아 선으로 연결해 보세요.

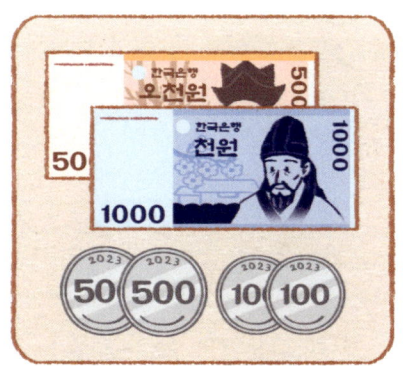 • •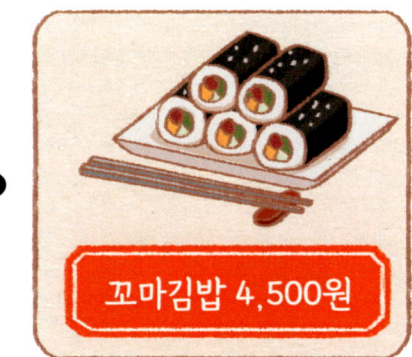
꼬마김밥 4,500원

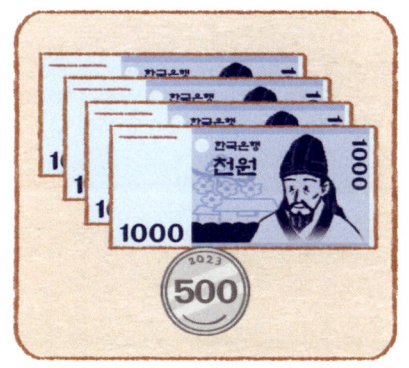 • •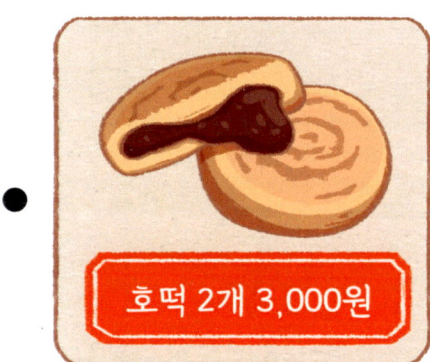
호떡 2개 3,000원

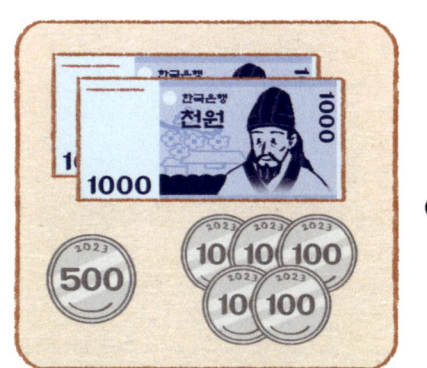 • •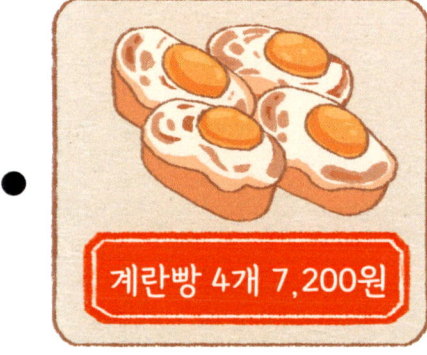
계란빵 4개 7,200원

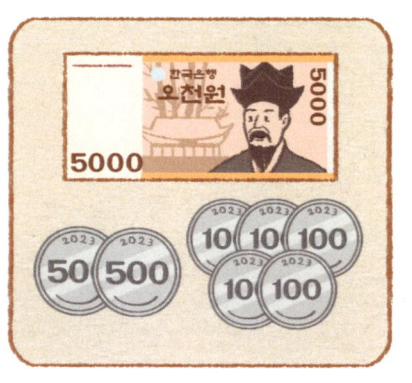 • •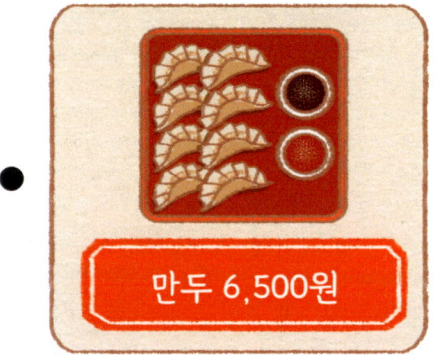
만두 6,500원

반쪽 그림 그리기

대칭으로 그림을 완성한 후, 원하는 색으로 색칠해 보세요.

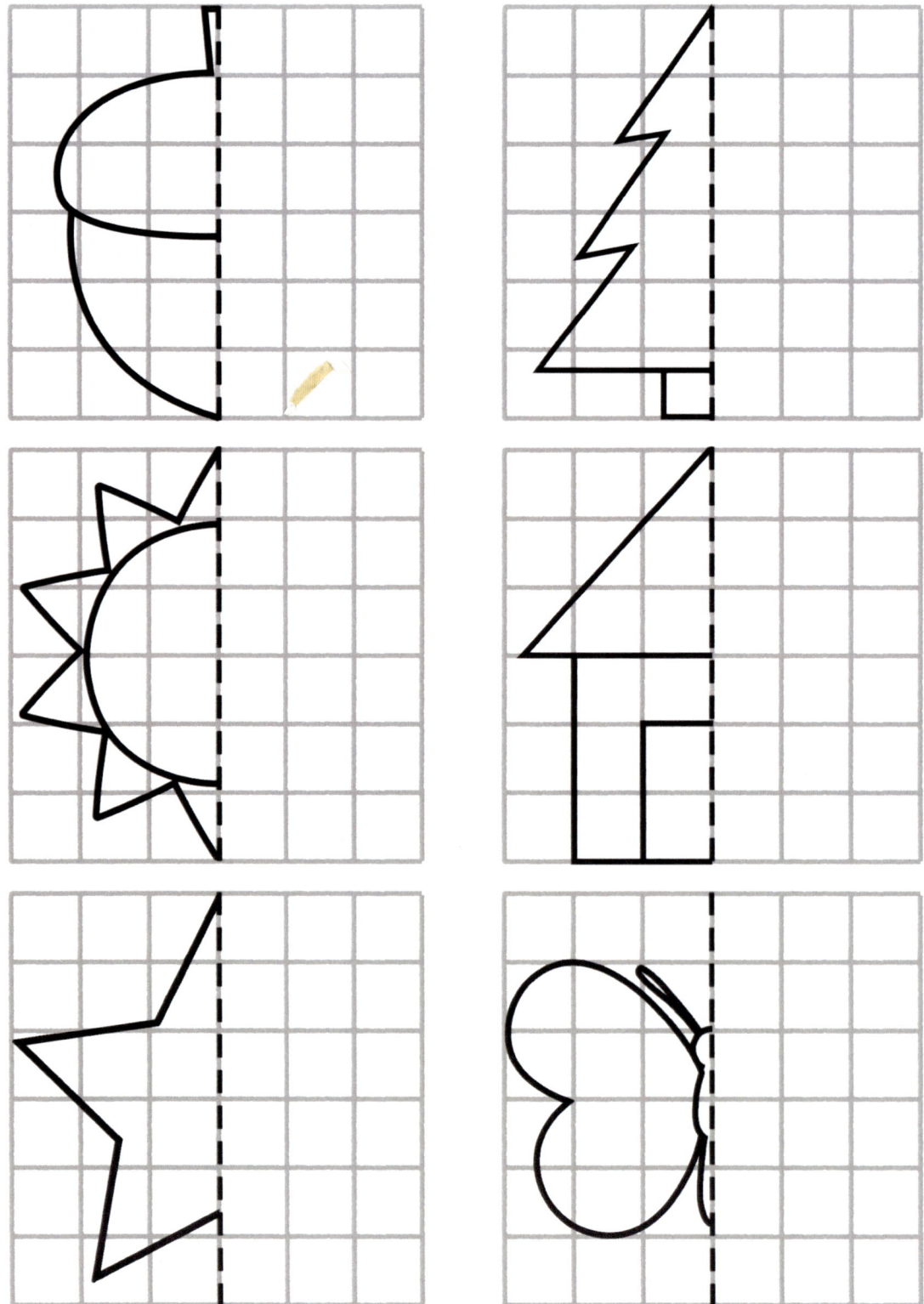

공통점이 없는 동물

각 상자에서 나머지와 공통점이 없는 동물을 찾아보세요.

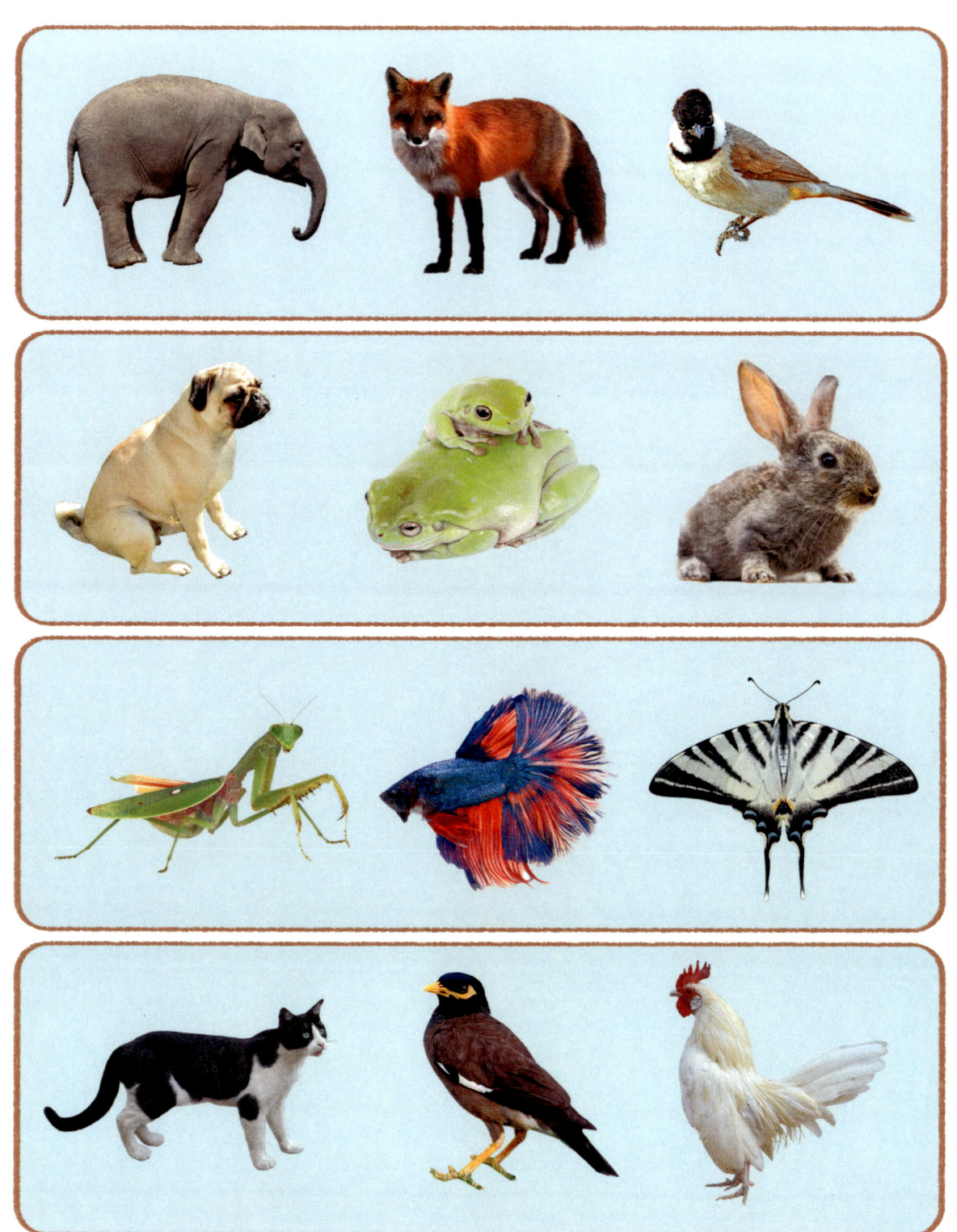

같은 색깔과 단어 찾기

색깔과 단어가 일치하는 나비를 모두 찾아 동그라미 해보세요.

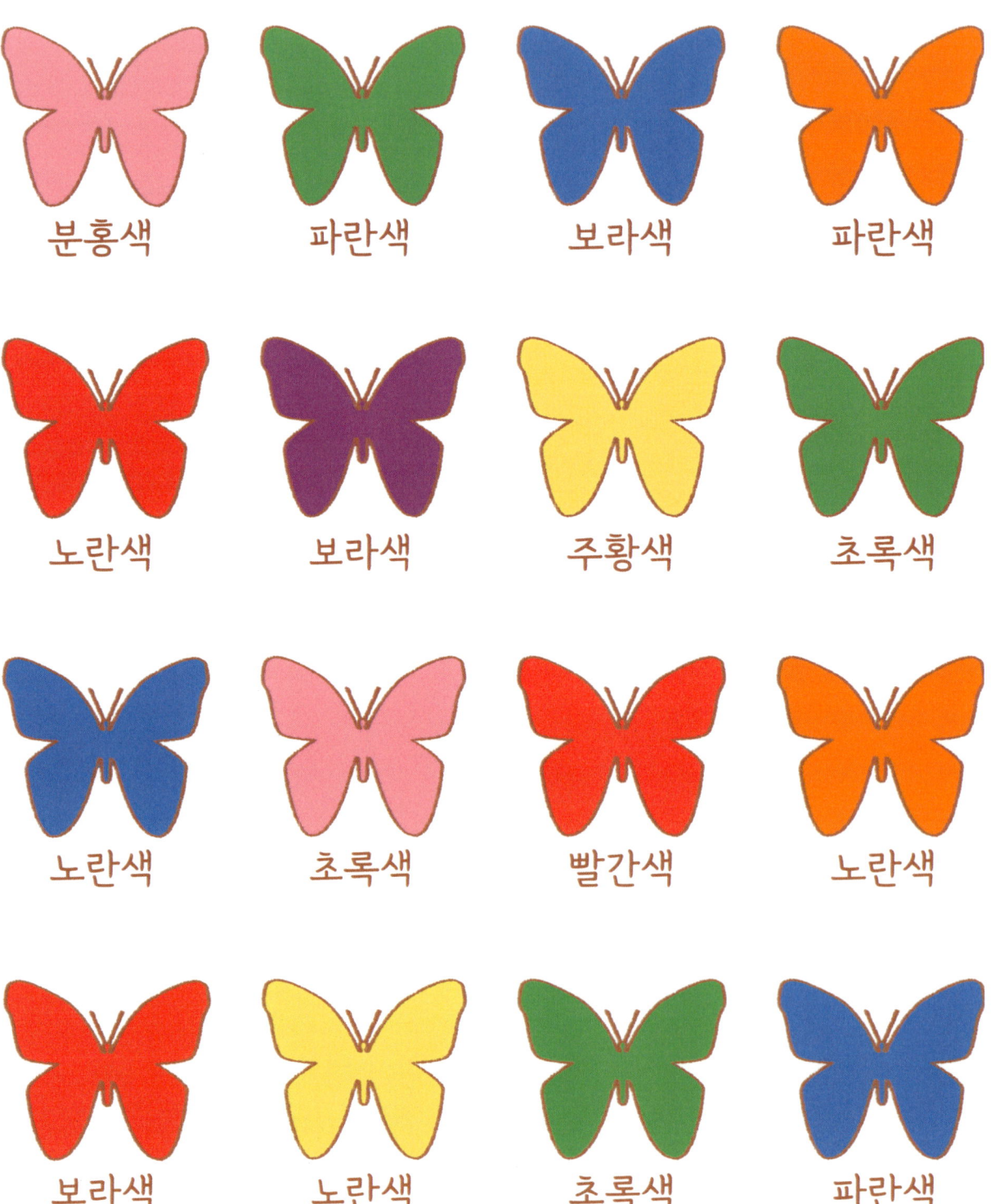

끝말잇기 미로

끝말잇기로 길을 찾으며 도착까지 가보세요.

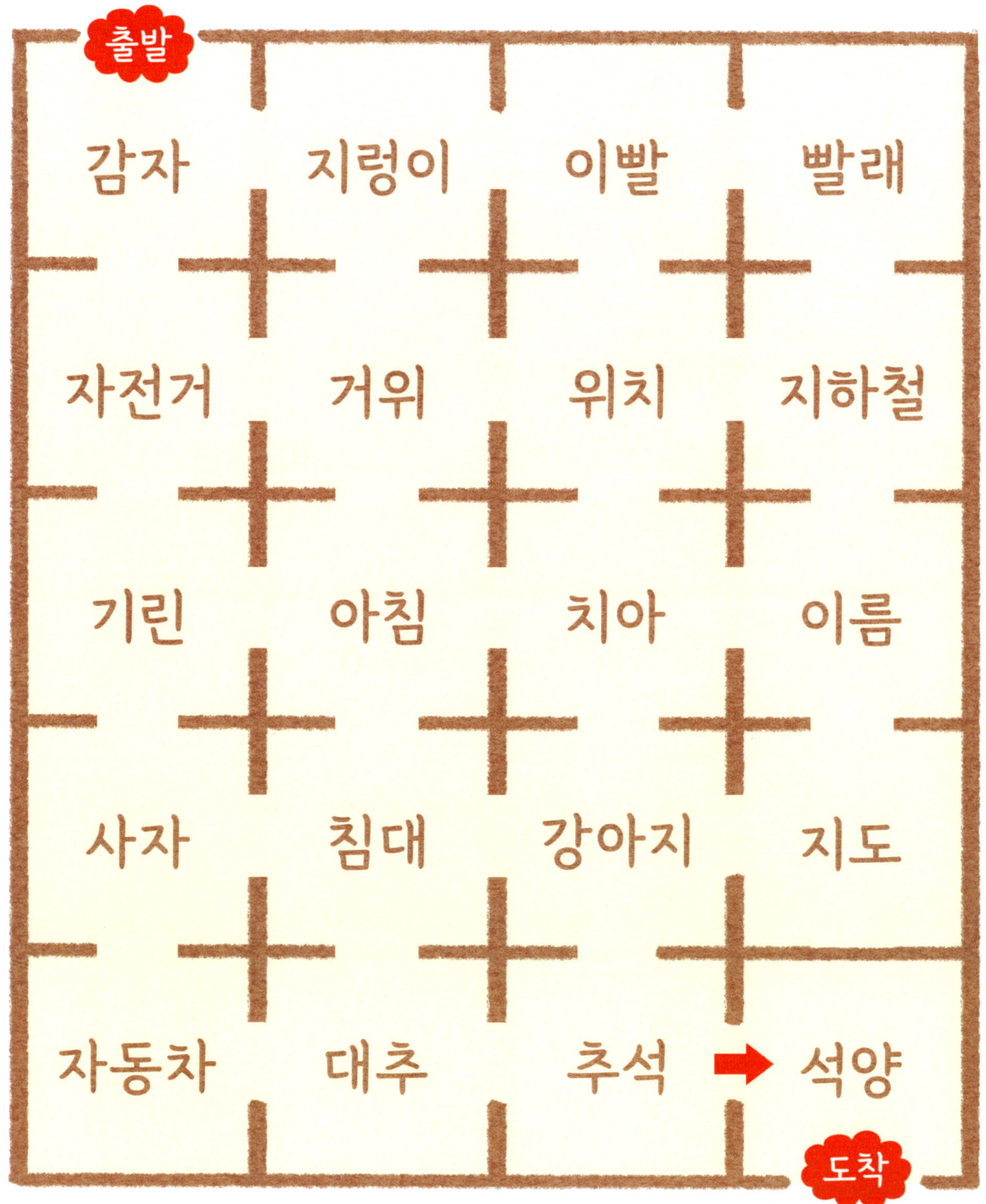

바구니 속 과일

<보기>를 보고 바구니 속 과일의 금액이 총 얼마인지 적어보세요.

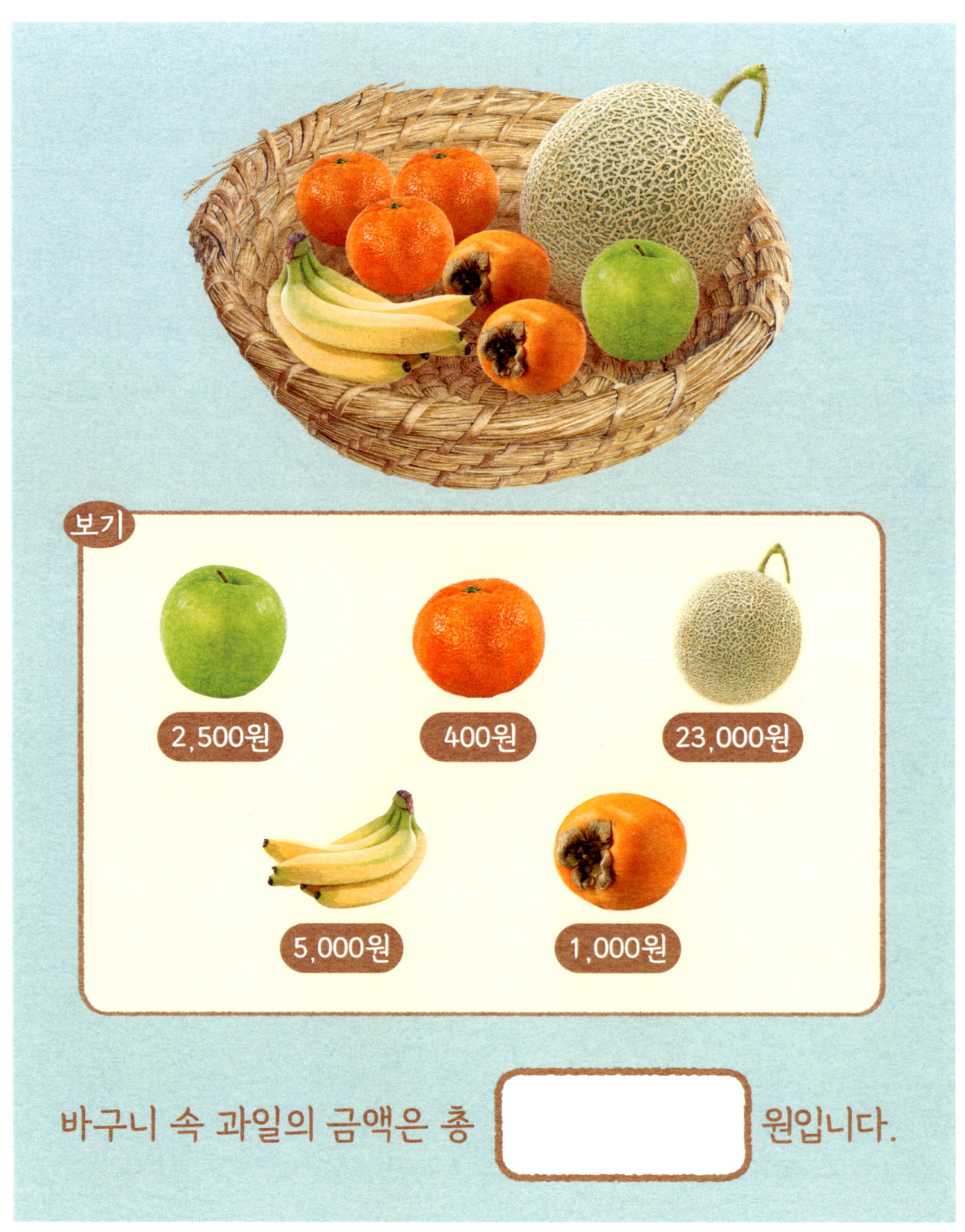

바구니 속 과일의 금액은 총 ⬜ 원입니다.

키 순서대로 줄 세우기

각 상자에 키가 작은 나무부터 큰 나무까지 순서대로 번호를 적어보세요.

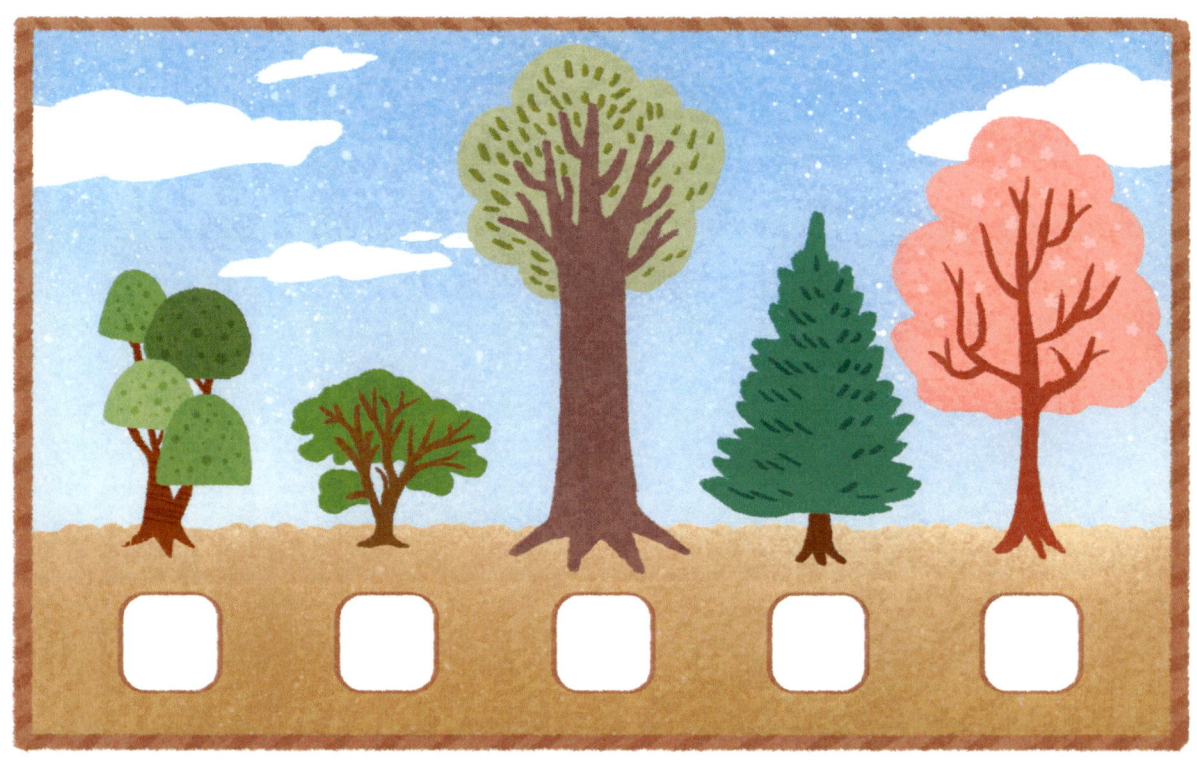

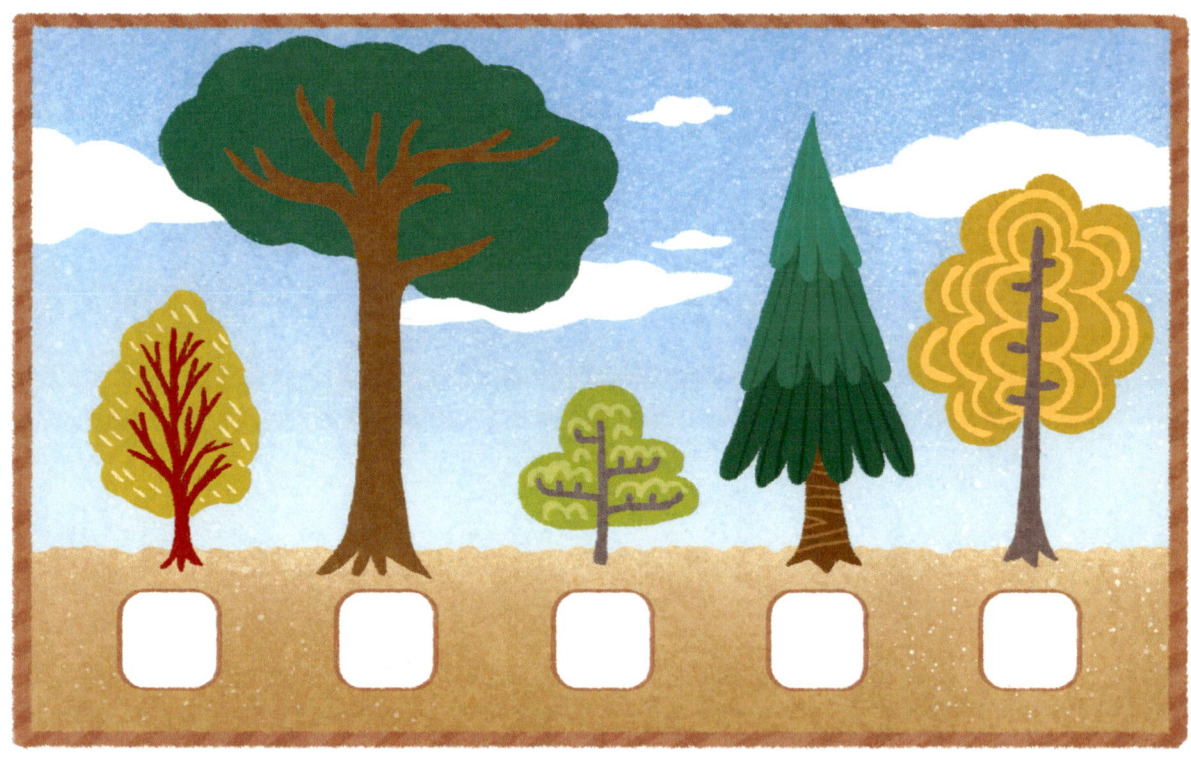

똑같이 그리기

왼쪽 그림을 보고 오른쪽에 똑같이 따라 그려 보세요.

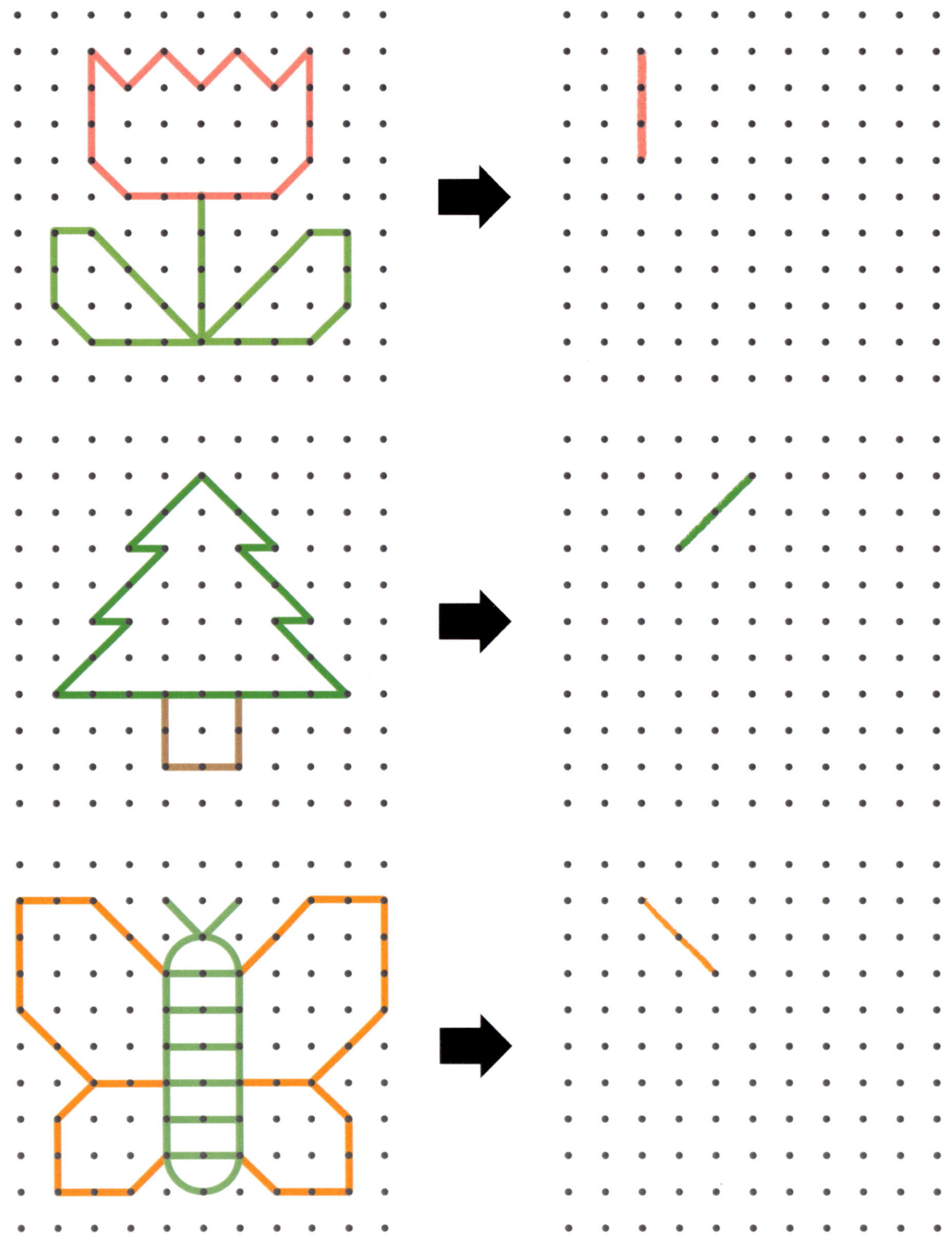

집중력 훈련

꽃 화분

〈보기〉를 모두 사용한 화분에 동그라미 해보세요.

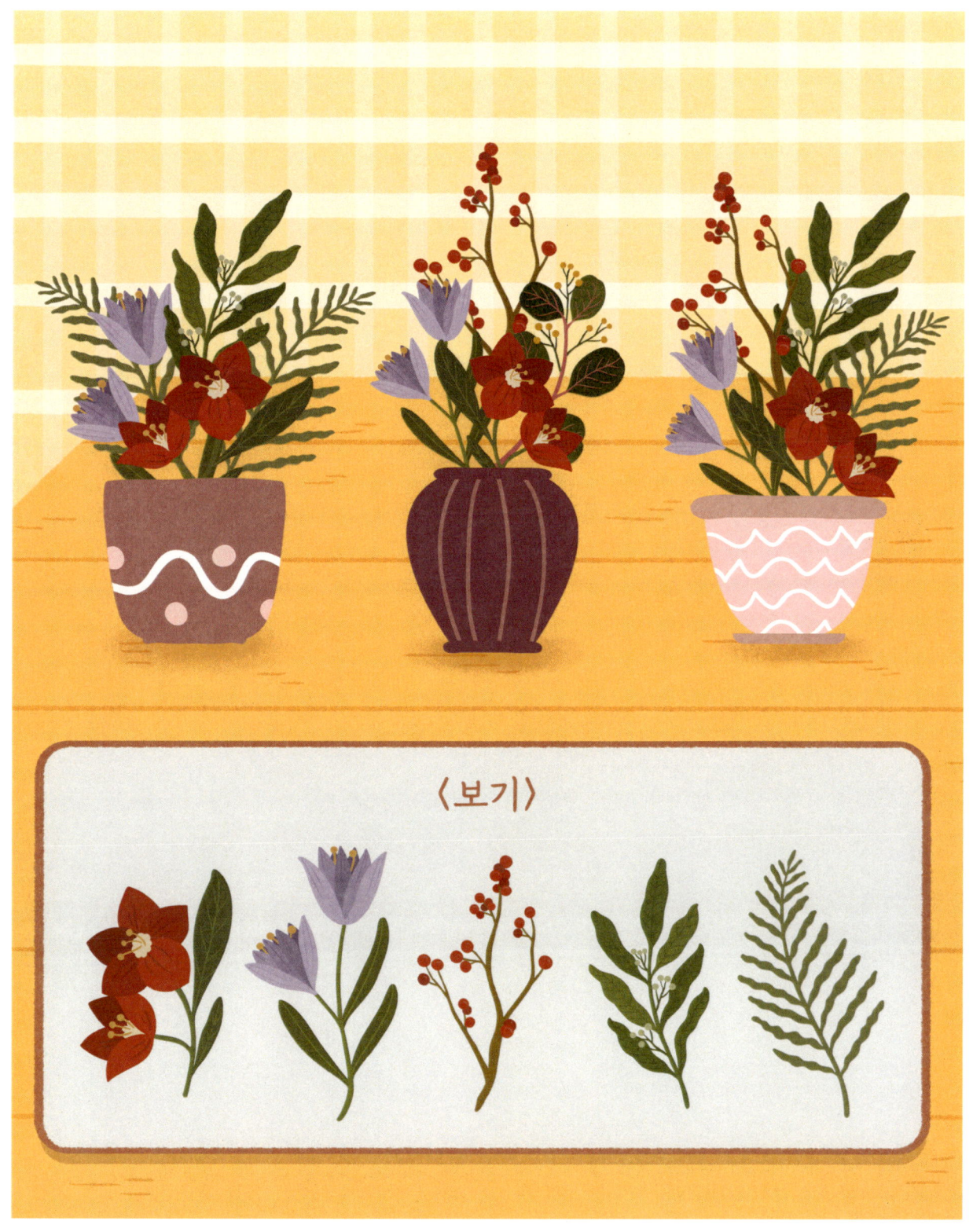

단어 찾기

ㄴ으로 시작하는 단어를 찾고, 빈칸에 모두 몇 개인지 적어보세요.

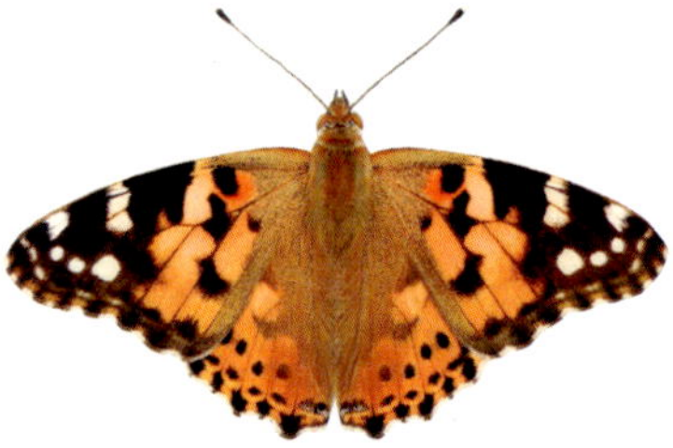

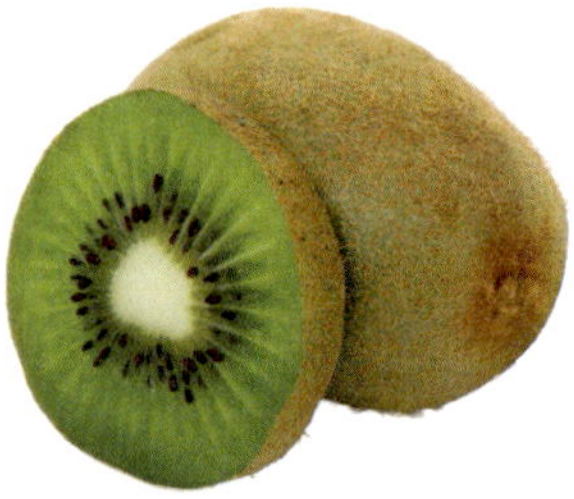

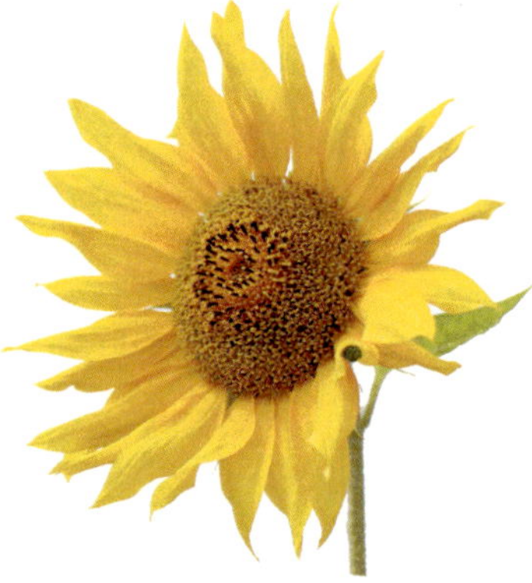

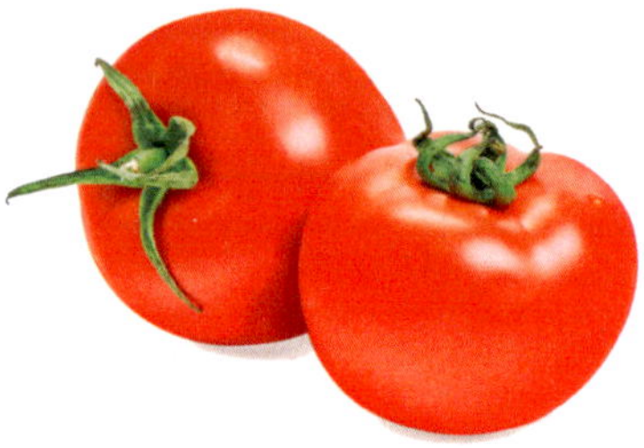

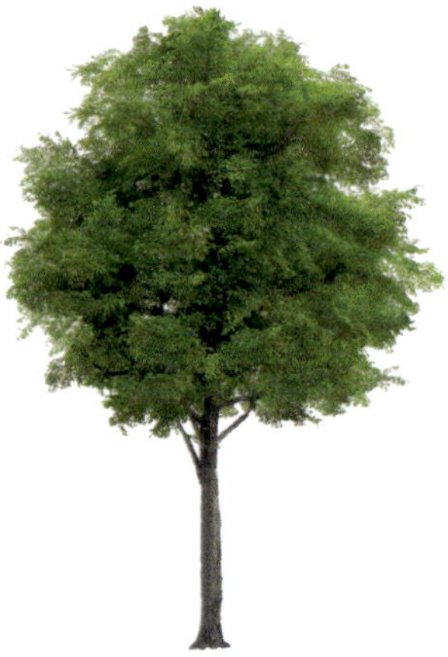

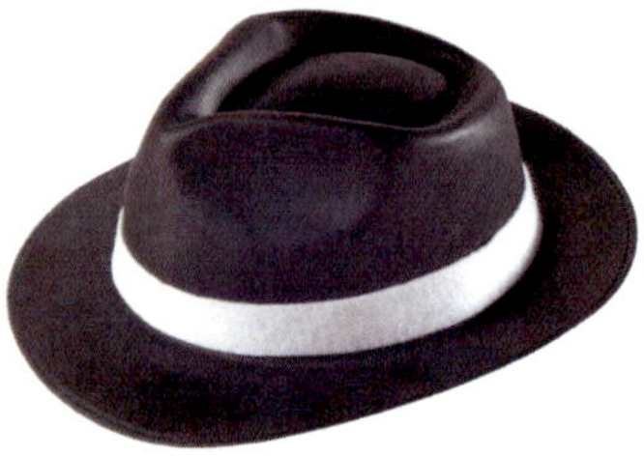

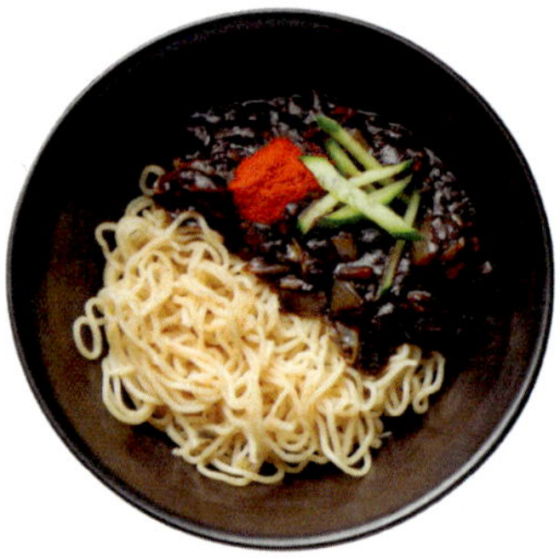

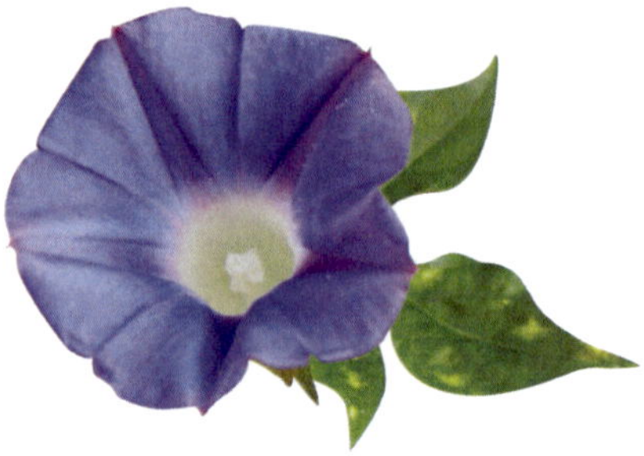

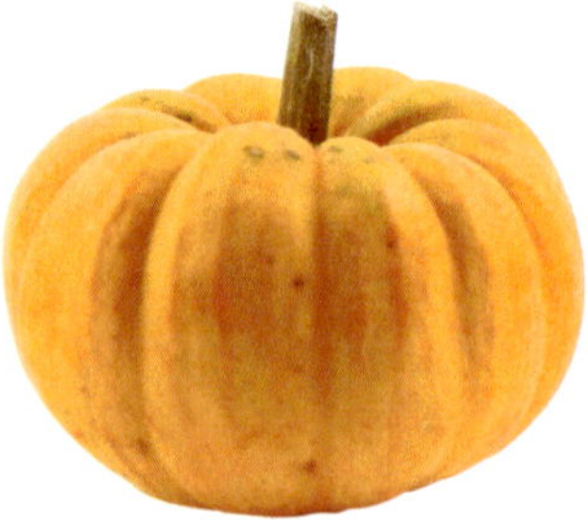

ㄴ으로 시작하는 단어는 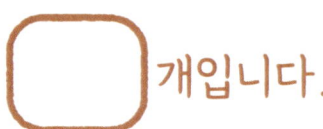 개입니다.

기억력 훈련   년   월   일   요일

반려동물 찾기 1

할아버지의 반려동물 특징을 잘 기억하고, 다음 장으로 넘어가세요.

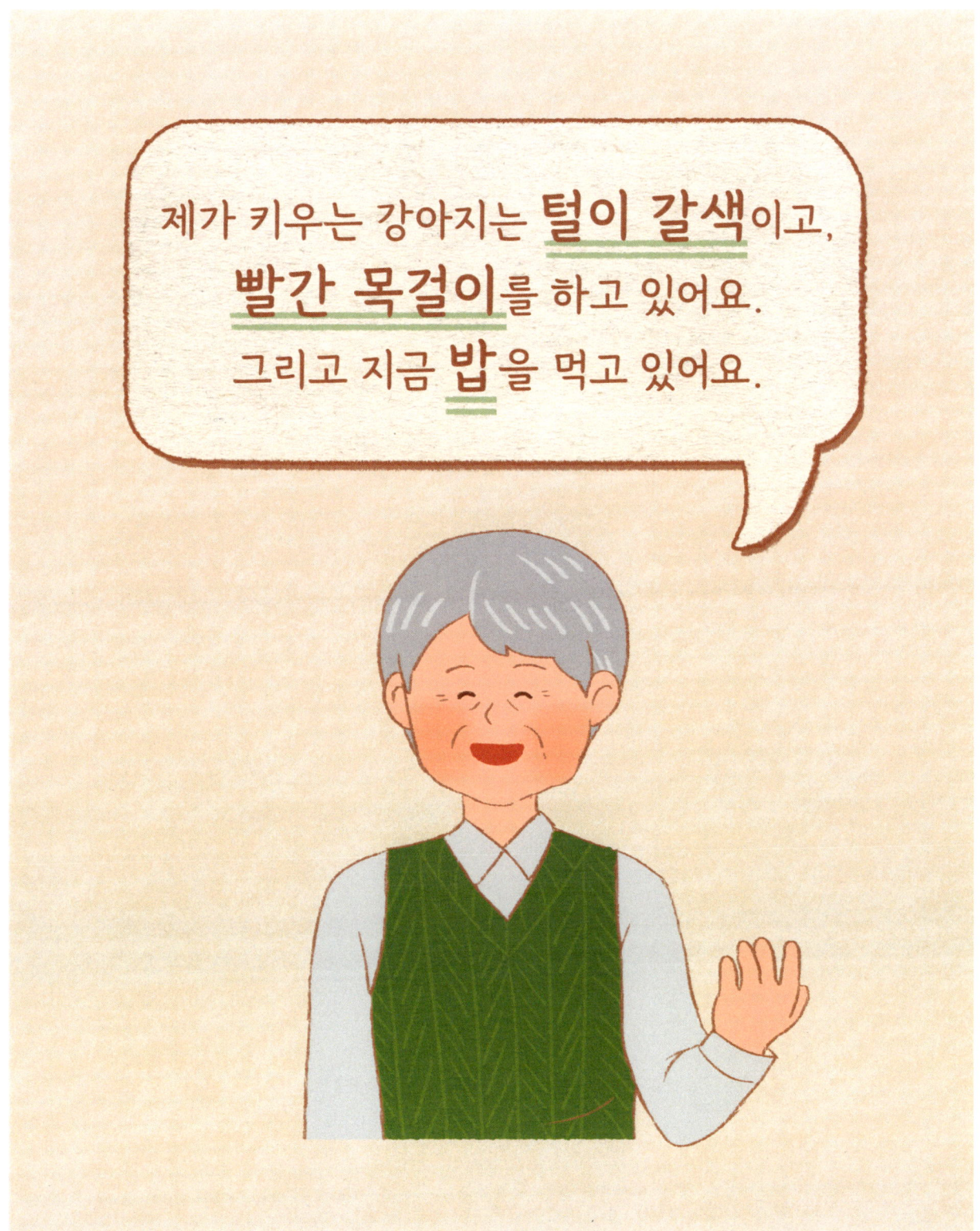

기억력 훈련

반려동물 찾기 2

앞 장을 잘 기억해 보고, 특징과 일치하는 동물을 찾아 동그라미 해보세요.

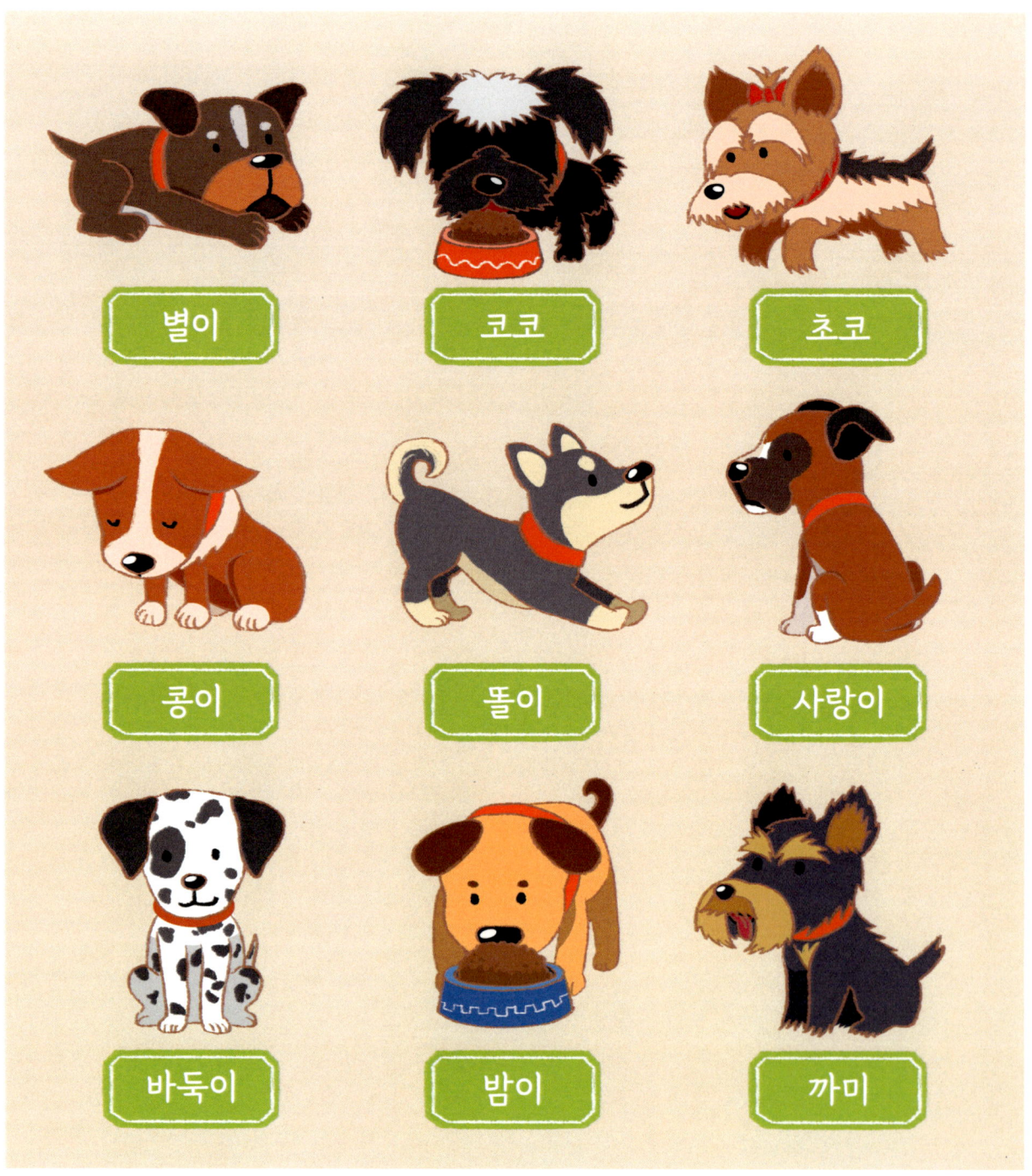

할아버지의 반려동물은 누구인가요?   정답: _____

어제 일기

어제의 모습을 떠올리며, 어제의 일기를 적어봐요.

❋ 어제 날씨는 어땠나요?

❋ 어제 기분은 어땠나요? 나의 모습을 그려봐요.
- 😊 좋았어요.
- 😐 보통이었어요.
- 😞 우울했어요.
- 🙂 괜찮았어요.
- 😠 화났어요.
- 😢 슬펐어요.

❋ 어제는 어떤 음식을 먹었나요?

아침: _____

점심: _____

저녁: _____

간식: _____

가장 맛있었던 음식: _____

❋ 어제 어떤 사람을 만났는지 적어보세요.

_____

❋ 어제 어떤 곳에 갔는지 적어보세요.

_____

❋ 어제 무슨 일을 했는지 적어보세요.

_____

_____

정답

p.2
사자, 거북이, 병아리
다람쥐, 강아지, 상어
고양이, 토끼, 코끼리

p.3
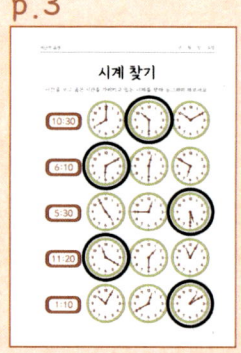

p.5
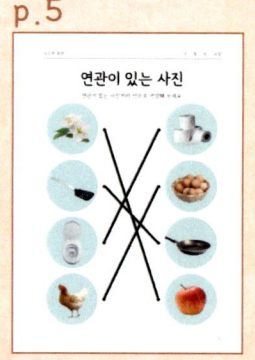

p.6
32143214
43214321
21432143

p.8
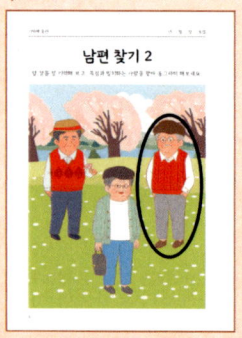

p.10
우산, 동물, 나물, 역사,
지도, 나비, 물감, 우정,
식사, 감동…

p.11
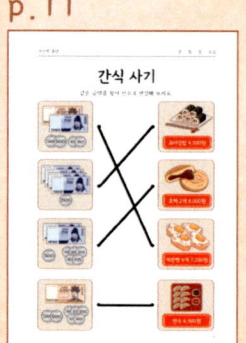

p.12
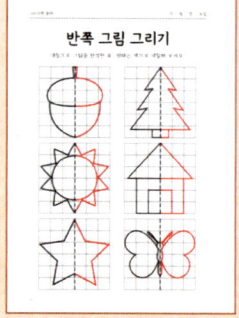

p.13
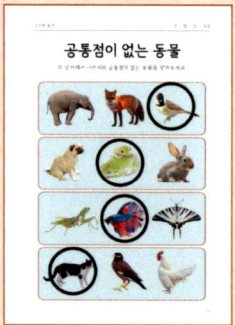

p.14
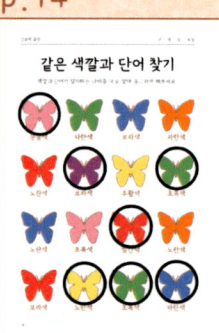

p.15
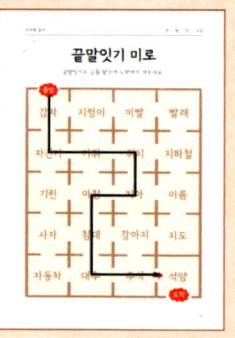

p.16
400+400+400
+23,000 +5000
+1,000+1,000
+2,500
=33,700

p.17
21534
25143

p.19
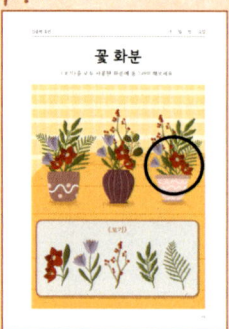

p.20
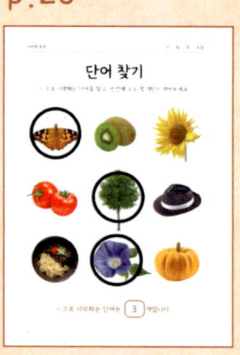

3

p.22
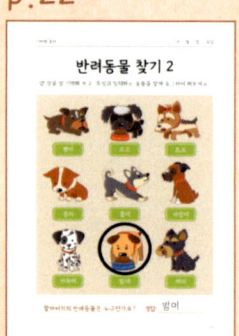

밤이